BEI GRIN MACHT SICH IHR
WISSEN BEZAHLT

- Wir veröffentlichen Ihre Hausarbeit,
  Bachelor- und Masterarbeit

- Ihr eigenes eBook und Buch -
  weltweit in allen wichtigen Shops

- Verdienen Sie an jedem Verkauf

Jetzt bei www.GRIN.com hochladen
und kostenlos publizieren

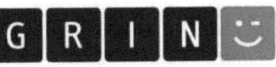

Ernährungsberatung für Schwangere. Anamnese, Gesamtenergiebedarfsermittlung, Informationen zur Nährstoffverteilung, Zielsetzungen und Umsetzung

GRIN :)

Bibliografische Information der Deutschen Nationalbibliothek:

Die Deutsche Nationalbibliothek verzeichnet diese Publikation in der Deutschen Nationalbibliografie; detaillierte bibliografische Daten sind im Internet über http://dnb.d-nb.de abrufbar.

ISBN: 9783346766274
Dieses Buch ist auch als E-Book erhältlich.

© GRIN Publishing GmbH
Nymphenburger Straße 86
80636 München

Alle Rechte vorbehalten

Druck und Bindung: Books on Demand GmbH, Norderstedt Germany
Gedruckt auf säurefreiem Papier aus verantwortungsvollen Quellen

Das vorliegende Werk wurde sorgfältig erarbeitet. Dennoch übernehmen Autoren und Verlag für die Richtigkeit von Angaben, Hinweisen, Links und Ratschlägen sowie eventuelle Druckfehler keine Haftung.

Das Buch bei GRIN: https://www.grin.com/document/1298627

Academy of Sports

Abschlussarbeit – Gesundheitsberatung für Schwangere

Ernährungsberater/in für Schwangere

05.05.22

Inhalt

1. Einleitung

In unserer heutigen Gesellschaft wird Übergewicht zu einem wachsenden gesundheitlichen Problem und erfordert wirksame Präventionsstrategien. Die perinatalen Einflüsse wie z.B. die mütterliche Ernährung in der Schwangerschaft leistet einen wichtigen Beitrag für das Übergewichtsrisiko des Kindes im späteren Leben.

„Prävention beginnt bereits im Mutterleib" lautet ein Fazit zur aktuellen Thematik „Ernährung und frühkindliche Prägung" im Ernährungsbericht 2008 der Deutschen Gesellschaft für Ernährung (DGE), da das Risiko für Übergewicht nach diesem Konzept bereits im Mutterleib geprägt wird (Ernährungsbericht 2008).

Der starke epidemiehafte Anstieg von Übergewicht und dessen Folgeerkrankungen in den letzten 20-30 Jahren ist genetisch nicht zu erklären. Aus epidemiologischen, klinischen und tierexperimentellen Studien geht hervor, dass die Ernährung während der pränatalen Entwicklung einen prägenden Einfluss auf die spätere Entstehung von Übergewicht und Diabetes mellitus Typ2 haben kann.[1]

Der Energiebedarf in der Schwangerschaft wird häufig überschätzt. Im Laufe einer Schwangerschaft steigt er nur leicht an. Eine angemessene Gewichtszunahme liegt für normalgewichtige Frauen etwa zwischen 10 und 16 kg. Das entspricht im 1. Trimester einer Gewichtszunahme von 1-2 kg und für jede weitere Woche ca. 0,3-0,4 kg.[2]

Schwangere sollten besonders auf die Qualität ihrer Ernährung achten. Im Verhältnis zum Energiebedarf steigt der Bedarf an einzelnen Vitaminen, Mineralstoffen und Spurenelementen in der Schwangerschaft deutlich stärker an.

Ziel einer Ernährungsberatung in der Schwangerschaft ist es: Hilfe zur Selbsthilfe zu geben, Lösungen für den Einzelnen zu finden und eine langfristige Änderung des Ernährungsverhaltens zu erlangen. Zur Gesundheitsberatung in der Schwangerschaft gehört ebenso die Bewegungsförderung. Bewegung in einer normalen, gesunden Schwangerschaft ist wünschenswert und sind für Mutter und Kind mit zahlreichen positiven Effekten verbunden. Aktive Schwangere fühlen sich wohler, versorgen ihr Baby besser mit Sauerstoff, können mit den Anstrengungen der Geburt besser umgehen und sind nach der Geburt i.d.R. wieder schneller fit.[3]

Lebensstilveränderungen brauchen Zeit und daher ist es wünschenswert, gesunde Gewohnheiten frühzeitig auf den Weg zu bringen.

In meiner Abschlussarbeit werde ich ein Ernährungskonzept für Frau Müller ausarbeiten. Frau Müller ist das erste Mal schwanger und in der 13.

---

[1] https://www.dge.de/uploads/media/DGE-Pressemeldung-aktuell-01-2009_Praevention-beginnt-bereits-im-Mutterleib.pdf

[2] Lehrskript Gesundheitsberatung in der Schwangerschaft, Kapitel 1, Academy of Sports

[3] Ferrari N, Graf C, Bewegungsempfehlungen für Frauen während und nach der Schwangerschaft, Gesundheitswesen 2017;79: S. 36-39

Schwangerschaftswoche (SSW) als sie das erste Mal zu mir in die Beratung kommt. Sie hat keine gesundheitlichen Beeinträchtigungen und wünscht sich Informationen über eine optimale Ernährung und Verhaltensweisen in ihrer Schwangerschaft.

1. Das erste Informationsgespräch

Das erste Informationsgespräch dient zum gegenseitigen Kennenlernen und findet in der Regel unverbindlich statt. Hierbei wird das Anliegen, der Ablauf der Beratung, die Wünsche und Befürchtungen der Klientin abgefragt. Es ist notwendig, dass eine gegenseitige Sympathie und das Vertrauen vorhanden sind, um eine gute Zusammenarbeit zu gewährleisten. Ebenso wird der Kostenfaktor geklärt. Auf dieser Grundlage entscheidet die Klientin, ob sie die Beratung in Anspruch nehmen möchte.

Frau Müller kommt strahlend in meine Praxis. Ihre Schwangerschaft ist ihr noch nicht anzusehen. Wir begrüßen uns freundlich. Ich frage sie nach ihrem Anliegen. Frau Müller erzählt mir, dass sie in der 13. SSW ist und dass es sich um ihre erste Schwangerschaft handelt. Daher ist sie sich unsicher, ob sie ihr Ungeborenes ausreichend versorgen kann. In den ersten Wochen hatte sie stark mit Übelkeit zu kämpfen und musste sich häufig übergeben. Seit letzter Woche hat sich dieses aber gebessert und ihr ist nur noch am Morgen direkt nach dem Aufstehen übel.
Ich rate ihr langsam aufzustehen und vor dem Aufstehen im Bett ein leichtes stärkehaltiges Frühstück zu essen (Tee, Zwieback, Vollkornkekse).

Ich erkläre ihr den Ablauf meiner Beratung und Frau Müller stimmt dem Ablauf, den Kosten und dem Zeitaufwand zu.
Sie unterzeichnet die Einverständniserklärung und die Datenschutzrichtlinien. Wir vereinbaren einen Termin für ein Anamnesegespräch und ich gebe ihr dafür einen ausführlichen Anamnesebogen[4] und einen Food-Frequency-Fragebogen[5] mit und bitte sie beides ausgefüllt zum nächsten Termin mitzubringen.
Frau Müller hat erstmal keine weiteren Fragen und wir verabschieden uns.

2. Erstes Beratungsgespräch

3.1 Anamnesegespräche

Die Anamnese ist ein wesentlicher Bestandteil der Beratung. Nur wenn sämtliche notwendige Daten gewissenhaft ermittelt wurden, kann die Beratung die Bereiche des Handlungsbedarfs aufzeigen und eine auf die Klientin zugeschnittene Beratung erfolgen. Die Daten werden anhand eines Fragebogens ermittelt.

---

[4] Der vollständige Anamnesebogen befindet sich im Anhang

[5] Der Food-Frequency-Fragebogen befindet sich im Anhang

3.1.1 Allgemeinanamnese

Die Allgemeinanamnese umfasst Name, die Kontaktdaten und Geburtsdatum der Klientin.

Name	S. Müller
Geburtsdatum	
Adresse	
Telefon	
E-Mail	

Abbildung 1: Allgemeinanamnese Frau Müller

3.1.2 Gesundheitsanamnese

Die Gesundheitsanamnese dient dazu eventuelle Allergien, Nahrungsmittelunverträglichkeiten, Vorerkrankungen, familiäre Erkrankungen und Medikamenteneinnahmen zu ermitteln.

Frau Müller hat keinerlei Vorerkrankungen und auch in ihrer Familie gibt es keine bekannten Erbkrankheiten. Sie befindet sich in der 14. Schwangerschaftswoche und es ist ihre erste Schwangerschaft. Der errechnete Entbindungstermin ist der 05.09.2022. Frau Müller hat schon vor ihrer Schwangerschaft und in den ersten Wochen das Medikament/Supplement Femibion 0 auf Anraten ihres Gynäkologen eingenommen. Seit der 13. SSW nimmt sie nun täglich Femibion 2 ein. Es enthält Folsäure, Metafolin, DHA, Jod, Vitamin D, Zink, Vitamin E, B-Vitamine, Vitamin C, Selen, Magnesium und Eisen.

Frau Müller hat keine Allergien und Unverträglichkeiten.

3.1.3 Umfeldanamnese

Die Umfeldanamnese umfasst die Alltagssituation der Klientin, sowie die sportliche Betätigung, die Selbsteinschätzung zum eigenen Essverhalten und der Grund der Beratung wird erfragt.

Frau Müller ist verheiratet und arbeitet halbtags als Bürokauffrau in einem Autohaus. Ihre Wochenarbeitszeit beträgt 20 h. Sie raucht nicht und trinkt auch keinen Alkohol. Körperlich fühlt sie sich wohl. In den ersten Wochen litt sie unter starker Übelkeit mit

Erbrechen. Inzwischen geht es ihr gut. Meinen Rat vom Vorgespräch hat sie umgesetzt und hat morgens im Bett einen Vollkornkeks gegessen und ein Glas Tee getrunken. Inzwischen verspürt sie keine Übelkeit mehr und kann wieder normal aufstehen. Allerdings fühlt sie sich oft müder und unkonzentrierter als vor ihrer Schwangerschaft. Frau Müller betreibt keinerlei Sport. Sie schätzt ihr Essverhalten als gut ein, ist aber unsicher, ob sie ihr Baby auch gut versorgen kann. Eine spezielle Ernährungsform hat Frau Müller nicht, 1-2-mal im Monat isst sie Fisch und zum Kochen verwendet sie Jodsalz. Frau Müller wünscht sich Informationen über eine optimale Ernährung und über günstige Verhaltensweisen in der Schwangerschaft.

3.2. Biometrische Daten

Diese Daten lassen sich objektiv erfassen und somit kann man sie im Laufe der Beratung als Vergleichsparameter gut nutzen.

Biometrische Daten	Frau Müller
Körpergröße	172 cm
Gewicht vor der Schwangerschaft	59 kg
BMI[6]	19,9

Abbildung 2: Biometrische Daten Frau Müller

Für die Gewichtszunahme in der Schwangerschaft gibt es empfohlene Grenzwerte.

BMI	kg
< 18,5	12,5 – 18,0 kg
18,5 – 24,9	11,5 – 16 kg
25,0 – 29,9	7,0 – 11,5 kg
≥ 30	5,0 – 9,0 kg

Abbildung 3: Tabelle BMI in Verbindung mit der Gewichtszunahme in der Schwangerschaft[7]

---

[6] BMI = Body-Mass-Index. Errechnet sich als (Körpergewicht in kg) / (Körperlänge in m) ²

[7] Lehrskript Gesundheitsberatung in der Schwangerschaft, Kapitel 1, Academy of Sports

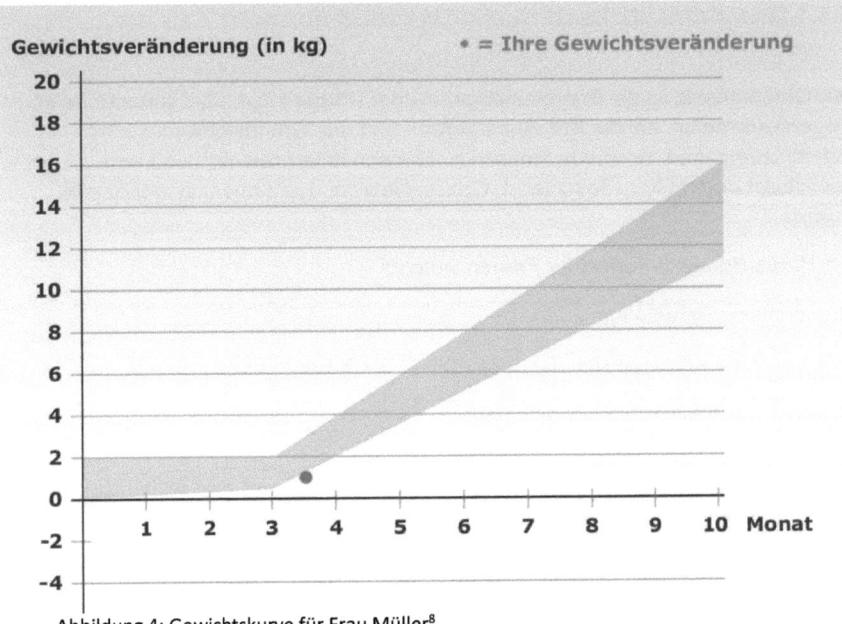

Gewichtsveränderung (in kg)   • = Ihre Gewichtsveränderung

Abbildung 4: Gewichtskurve für Frau Müller[8]

Frau Müller wiegt im Moment 60,5 kg und befindet sich in der 14.SSW. Damit liegt sie am untersten Rand der Kurve (siehe Abbildung 4). Da sie sich in den ersten Wochen viel übergeben musste, hat Frau Müller erst wenig zugenommen. Sie leidet nun nicht mehr unter Übelkeit, daher wird sich die Gewichtszunahme voraussichtlich gut entwickeln. Nach der Empfehlung sollte die Gewichtszunahme von Frau Müller bei 11,5 – 16 kg liegen.

3.3 Bestimmung des Energiebedarfs

Um die Funktions- und Leistungsfähigkeit des Körpers zu erhalten, ist eine ausreichende Energiezufuhr unerlässlich. Der entsprechende Energiebedarf setzt sich aus dem Grundumsatz, dem Leistungsumsatz sowie der nahrungsinduzierten Thermogenese zusammen.

---

[8] https://www.hipp.de/schwanger/ratgeber/gewicht-und-gewichtszunahme-in-der-schwangerschaft/#schwangerschaft-gewichtskurve

3.3.1 Grundumsatz nach Harris-Benedict-Formel

Der Grundumsatz ist die Energiemenge, die der Körper in 24 h bei voller Ruhe im Liegen verbraucht, um die Körpertemperatur und den Grundstoffwechsel aufrechtzuerhalten. Er ist von Mensch zu Mensch unterschiedlich und wird beeinflusst durch Alter, Geschlecht, Größe, Gewicht, Hormone und individuelle Faktoren.[9]

Die Harris-Benedict-Formel für Frauen lautet:[10]

Grundumsatz [kcal/24 h] =
655,1 + (9,6 x Körpergewicht [kcal/24 h]) + (1,8 x Körpergröße [cm]) – (4,7 x Alter [Jahre])

Abbildung 5: Harris-Benedict-Formel für Frauen

Berechnung für Frau Müller:

Grundumsatz [kcal/24 h] =
655,1 + (9,6 x 59 kg) + (1,8 x 172 cm) – (4,7 x 33 Jahre)
655,1 + 566,4 + 309,6 – 155,1
= 1376 kcal / 24 h

Abbildung 6: Grundumsatz Frau Müller

Vor ihrer Schwangerschaft hatte Frau Müller einen Grundumsatz von 1376 kcal / 24h.

3.3.2 Leistungsumsatz (PAL-Wert) und Gesamtenergieumsatz

Der Leistungsumsatz beinhaltet den Mehrbedarf an Energie über den normalen Grundumsatz hinaus. Das Ausmaß der körperlichen Aktivität wird durch den PAL-Wert (Physical Activity Level) ermittelt.

Arbeitsschwere und Freizeitverhalten	PAL-Wert	Beispiele
ausschließlich sitzende und liegende	1,2	alte, gebrechliche

---

[9] Lehrskript Grundlagen der Ernährung, Kapitel 3, Academy of Sports

[10] https://www.gymondo.com/magazin/de/gesund-abnehmen/kalorienverbrauch-berechnen-harris-benedict-formel

Lebensweise		Menschen
Ausschließlich sitzende Tätigkeit mit wenig / keiner anstrengenden Freizeitaktivität	1,4 – 1,5	Büroangestellte, Feinmechaniker
sitzende Tätigkeit mit z.T. gehenden und stehenden Tätigkeiten	1,6 – 1,7	Laboranten, Kraftfahrer, Studenten
überwiegend gehende bzw. stehende Tätigkeit	1,8 – 1,9	Verkäufer, Kellner, Mechaniker, Handwerker
starke körperliche Beanspruchung, anstrengende Tätigkeiten	2,0 – 2,4	Bauarbeiter, Landwirte, Wald- / Bergarbeiter

Abbildung 7: PAL- Werte zur Gewichtung der Grundumsätze (Modifiziert nach DGE 2008, S. 27)

PAL-Wert von Frau Müller:

Dauer	PAL- Wert	PAL - Faktor	Tätigkeit
4 h Arbeit	1,5	1,5 x 4 = 6	Bürokauffrau
14 h Freizeit	1,5	1,5 x 14 = 21	kaum Sport, gelegentlich Garten- und Hausarbeit
6 h Schlaf	1,0	1,0 x 6 = 6	
Summe / 24 h:		33 / 24 = 1,4	

Abbildung 8: PAL – Wert von Frau Müller

Der Gesamtenergieumsatz liegt bei Frau Müller somit bei:

1376 kcal (Grundumsatz) x 1,4 = 1926,4 kcal / 24 h

Abbildung 9: Berechnung Gesamtenergieumsatz Frau Müller

Und der Leistungsumsatz bei:

1926,4 kcal / 24 h (Gesamtenergieumsatz) – 1376 kcal / 24 h (Grundumsatz)

= 550,4 kcal / 24 h (Leistungsumsatz)

Abbildung 10: Berechnung Leistungsumsatz Frau Müller

3.3.3 Ermittlung Gesamtenergiebedarf

Um den Gesamtenergiebedarf eines Menschen zu berechnen, benötigt man zum Grund- und Leistungsumsatz auch noch die nahrungsinduzierte Thermogenese. Die Thermogenese beträgt im Durchschnitt 6% des Gesamtenergieumsatzes.[11]

Gesamtenergiebedarf Frau Müller:

Gesamtenergiebedarf =
(Gesamtenergieumsatz x 1,06 [nahrungsinduzierte Thermogenese])
1926,4 kcal / 24 h x 1,06 = 2042 kcal / 24 h

Abbildung 11: Gesamtenergiebedarfsberechnung Frau Müller

Vor ihrer Schwangerschaft hatte Frau Müller einen Gesamtenergiebedarf von 2042 kcal / 24 h. Im Laufe einer Schwangerschaft steigt der Energiebedarf nur leicht an.

Laut der Deutschen Gesellschaft für Ernährung erhöht sich der tägliche Energiebedarf ab dem 4. Monat um täglich 250 kcal und ab dem 7. Monat um 500 kcal. Dieses gilt für normalgewichtige Frauen.[12]

Gesamtenergiebedarf Frau Müller während der Schwangerschaft:

1. Trimenon	2.Trimenon	3.Trimenon
2042 kcal / 24 h	2042 kcal / 24 h + 250,0 kcal / 24 h = 2292 kcal / 24 h	2042 kcal / 24 h + 500,0 kcal / 24 h = 2542 kcal/ 24 h

Abbildung 12: Gesamtenergiebedarf Frau Müller während ihrer Schwangerschaft

Im Gegensatz zu dem geringen Mehrbedarf an Energie, steigt der Mehrbedarf an einzelnen Vitaminen und Mineralstoffen/Spurenelementen deutlich an.

---

[11] Lehrskript Grundlagen der Ernährung, Kapitel 3, Academy of Sports

[12] https://www.dge.de/presse/pm/immer-mehr-schwangere-sind-zu-dick/

4. Zielsetzungen

4.1. Allgemeine Informationen über die Nährstoffverteilung

Bei der allgemeinen Verteilung der Makronährstoffe ändert sich während der Schwangerschaft wenig. Nur der Anteil der Proteine erhöht sich ab dem 4. Schwangerschaftsmonat um 10g/Tag.

Die Makronährstoffempfehlung gilt als grober Orientierungswert. Bei Frau Müller sieht die empfohlene Verteilung folgendermaßen aus:

SOLL-Kalorien gesamt (2. Trimenon): 2292 kcal/24 h (100%)

Makronährstoffe	Physiologischer Brennwert	Anteil tägl. Zufuhr nach DGE	Empfehlung für Frau Müller/24h
Kohlenhydrate	1 g = 4,1 kcal	55 %	1261 kcal (307 g)
Eiweiße	1 g = 4,1 kcal	15 %	344 kcal (84 g) + 10g zusätzlich = (94 g)
Fette	1 g = 9,3 kcal	30 %	688 kcal (74 g)

Abbildung 13: Makronährstoffverteilung Frau Müller im 2. Trimenon

4.1.1 Kohlenhydrate und Ballaststoffe

Für die empfohlene tägliche Zufuhr an Kohlenhydraten ergibt sich in der Schwangerschaft keine Veränderung. Der Energiebedarf sollte weiterhin zu 50-60 % aus Kohlenhydraten gedeckt werden. Allerdings sollten sie besonders in der Schwangerschaft überwiegend aus komplexen Kohlenhydraten, wie z.B. Vollkornprodukte, Hülsenfrüchte und Gemüse aufgenommen werden. In der Schwangerschaft verändert sich der Glukosestoffwechsel der Mutter. Hormonell bedingt kommt es zu einer verminderten Insulinsensitivität und somit zu einem erhöhten Insulinspiegel im Blut der Mutter. Glukose ist die Hauptenergiequelle des Ungeborenen, es überwindet die Plazentaschranke, so dass der Blutzuckerspiegel des Fötus vom Blutzuckerspiegel der Mutter abhängig ist. Die Gestationsdiabetes (Schwangerschaftsdiabetes) ist eine der häufigsten Begleiterkrankungen während der Schwangerschaft. Im Jahr 2010 waren rund 3,7 % der Schwangeren betroffen, Tendenz steigend.[13]

Daher sollten die Mahlzeiten auf kleine Mahlzeiten über den Tag verteilt werden, um den Blutzuckerspiegel weitestgehend konstant zu halten. Stärkehaltige Produkte, insbesondere wenn sie noch Ballaststoffe enthalten (Reis, Brot, Kartoffeln, Nudeln) lassen den Blutzuckerspiegel langsamer ansteigen. Es sollte besonders auf eine ausreichende Zufuhr von Ballaststoffen geachtet werden (mind. 30 g/Tag) bei einer ausreichenden Flüssigkeitszufuhr, um eine Obstipation, die oft zu den typischen Schwangerschaftsbeschwerden zählt, zu vermeiden.[14]

Aus dem Food-Frequency-Fragebogen[15] von Frau Müller ergibt sich hier kein erkennbares Defizit. Frau Müller ernährt sich bereits täglich mit Gemüse, Obst und Vollkornbrot/-brötchen.

4.1.2 Proteine

Ab dem 4. Schwangerschaftsmonat steigt der Tagesbedarf um zusätzliche 10 g/ Tag. Für den Fötus sind Proteine unverzichtbare Bausteine für die Entwicklung der Organe – speziell für die Gehirnentwicklung.

Hier sollte Frau Müller einen Fokus drauflegen, denn laut ihres Protokolls verzehrt sie wenig Milch und Milchprodukte und auch Fleisch, Fisch und Eier stehen wenig oder selten auf ihrem Plan. Ich empfehle ihr, täglich Milch und Milchprodukte auf ihren Speiseplan zu setzen, 3 Portionen am Tag. Die Produkte sollten wärmebehandelt oder pasteurisiert sein, um eine Listerioseinfektion zu vermeiden. Listeriose ist eine bakterielle Infektion und in der Schwangerschaft eine schwerwiegende Erkrankung. Im letzten Drittel der Schwangerschaft besteht eine hohe Gefahr der Übertragung auf das Kind, was bis zur Meningitis (Hirnhautentzündung) beim Kind führen kann und die Gefahr einer Fehlgeburt erhöht.[16]

Ich übergebe Frau Müller ein Informationsblatt zu Lebensmitteln, die in der Schwangerschaft vermieden werden sollten.[17]

---

[13] https://www.dz-lh.de/schwangerschaftsdiabetes.html

[14] Lehrskript Gesundheitsberatung in der Schwangerschaft, Kapitel 3, Academy of Sports

[15] Der gesamte Food-Frequency-Fragebogen befindet sich im Anhang

[16] Lehrskript Gesundheitsberatung in der Schwangerschaft, Kapitel 3, Academy of Sports

[17] Das Infoblatt befindet sich in;
https://www.richtigessenvonanfangan.at/download/0/0/b5af47c77b1a9dc972370ab6184c63d4bfd21ae c/fileadmin/Redakteure_REVAN/user_upload/2020-04-14_Empfehlungen_zur_Vermeidung_von_LM-Infektionen_in_der_Schwangerschaft_FINAL.pdf

Ich kläre Frau Müller darüber auf, dass außer der Gefahr einer Listerioseinfektion auch das Risiko einer Toxoplasmoseinfektion in der Schwangerschaft besteht. Der Erreger kann durch die Aufnahme von rohem Fleisch oder ungenügend denaturiertem Fleisch aufgenommen werden, sowie auch über Salate und Gemüse, wenn sie mit kontaminiertem Kot gedüngt wurden. Daher ist es wichtig Obst und Gemüse gründlich zu waschen. Ebenfalls kann es im Darm von Katzen zur Entwicklung des Erregers kommen. Eine Infektion im 1. Schwangerschaftsdrittel kann zur spontanen Fehlgeburt führen. In der späteren Schwangerschaft kann es zur Entwicklung eines sogenannten Wasserkopfes kommen und es besteht das hohe Risiko einer Erblindung bei der Geburt oder einer Todgeburt.[18]

Frau Müller erzählt mir, dass sie keine Haustiere hat und ihr Obst und Gemüse immer gründlich wäscht.

4.1.3 Fette

Der zusätzliche Bedarf an Fett ist verschwindend gering. Die empfohlene tägliche Energiezufuhr liegt bei 30-35%. Wichtig sind die Zusammensetzung und die Qualität der Fette. Zu bevorzugen sind einfach ungesättigte Fettsäuren, vor allem aus pflanzlichen Ölen wie Raps- und Olivenöl. Für die gesunde Entwicklung des Fötus sind Omega-3-Fettsäuren, wie α-Linolensäure (ALA) und Docosahexaensäure (DHA) unverzichtbar.[19]

Vor allem für die Entwicklung des zentralen Nervensystems des Kindes, die Entwicklung vom Gehirn und der Netzhaut im Auge spielen sie eine große Rolle. Die empfohlene Zufuhr von 200 mg DHA/Tag gilt auch für die Stillzeit. Eine ausreichende Zufuhr kann durch den Verzehr 1-2 x wöchentlich von fettreichen Kaltwasserfischen (Makrele, Hering, Sardine) oder der Zugabe von Supplementen erreicht werden. Ein hoher Verzehr von Raubfischarten (z.B. Thunfisch, Schwertfischen) sollte wegen der Gefahr erhöhter Schadstoffgehalte in der Schwangerschaft vermieden werden.[20]

Aus dem Food-Frequency-Fragebogen geht hervor, dass Frau Müller nur selten oder nie Fisch isst. Ich frage Frau Müller nach dem Grund. Sie erzählt mir, dass ihre Mutter früher immer Kochfisch gemacht hat, den sie essen musste und nicht mochte. Ich erkläre ihr andere Zubereitungsformen, wie braten, dünsten oder grillen. Frau

[18] Lehrskript Gesundheitsberatung in der Schwangerschaft, Kapitel 3, Academy of Sports

[19] https:// www.gesund-ins-leben.de/fuer-fachkreise/familien-vor-und-in-der-schwangerschaft/nachgefragt/sind-supplemente-mit-omega-3-fettsaeuren-in-der-schwangerschaft-notwendig/

[20] https://www.thieme-connect.de/products/ejournals/pdf/10.1055/a-0713-1058.pdf?articlelanguage=de,S.1267

Müller möchte das gerne ausprobieren. Frau Müller supplementiert zudem DHA und EPA (Eicosapentaensäure), was den zusätzlichen Bedarf deckt.

Ich erarbeite mit Frau Müller einen Tagesbeispiel-Plan:

Frühstück	Zwischenmahlzeit
1 Vollkornbrötchen (60 g)	2 Scheiben Vollkorntoast (40 g)
1 Scheibe Vollkornbrot (60 g) mit Butter (10 g)	Butter (10 g)
2 TL Honig (15 g)	2 TL Fruchtaufstrich (20 g)
1 Scheibe Schinken (20 g)	1 Portion Obst, z.B. 1 Apfel
2 EL Magerquark (40 g)	**Abendessen**
Kaffee mit Kondensmilch 4% Fett	1 Scheibe Vollkornbrot (60 g)
2. Frühstück	1 Scheibe Roggenmischbrot (60 g)
½ l Milch oder Sauermilch (1,5%)	Butter (10 g)
1 Portion Ost, z.B. 200 g Erdbeeren	1 Scheibe mageren Aufschnitt (20 g)
Vollkornkekse (40 g)	1 Scheibe Käse 45% i. Tr. (20 g)
Mittagessen	1 Portion Frischkost z.B. Paprika-Tomatensalat (150 g)
1 große Portion Gemüse oder Salat	1 TL Öl
3 Kartoffeln (200 g)	**Spätmahlzeit**
1 Portion mageres Fleisch (120 g)	1 Fruchtjoghurt (150 g)
1 EL Öl	1 Portion Obst, z. B. 3-4 Aprikosen
150 g Apfelmus	
Gesamt: ca. 2290 kcal	
(ca. 70 g Fett, 96 g Eiweiß, 305 g KH) errechnet mit dem Nährwertrechner[21]	

Abbildung 14: Beispieltagesplan für Frau Müller

---

[21] https://www.naehrwertrechner.de/naehrwerttabelle/

4.2 Mikronährstoffe

Der Bedarf an einigen Mikronährstoffen steigt in der Schwangerschaft wesentlich mehr an als der Energiebedarf. Daher ist die Qualität der ausgewählten Lebensmittel so wichtig.

Anmerkung der Redaktion:
Diese Abbildung wurde aus urheberrechtlichen Gründen entfernt.

Abbildung 15: Nährstoffreferenzwerte – empfohlene Zulage nach DGE in der Schwangerschaft in % des Referenzwertes[22]

Die Einnahme von Supplementen kann eine ausgewogene Ernährungsweise nicht ersetzen.

Kritische Nährstoffe in der Schwangerschaft sind für die Entwicklung vom Fötus bedeutende Nährstoffe, deren notwendige Zufuhr über die tägliche Nahrungsaufnahme nicht immer sichergestellt werden kann. Dazu zählen Folsäure, Vitamin D, Vitamin A, Vitamin B12, Eisen, Jod und Calcium.

4.2.1 Folsäure/Folat

Folsäure ist die synthetische Form des Vitamins Folat. Folsäure ist wichtig für die Entwicklung des zentralen Nervensystems des Babys. Der Bedarf steigt in der Schwangerschaft stark an. Laut Nationaler Verzehrsstudie (NVS II) liegt die Zufuhr

---

[22] https://www.gesund-ins-leben.de/fuer-fachkreise/familien-vor-und-in-der-schwangerschaft/handlungsempfehlungen/ernaehrung/energie-und-naehrstoffbedarf-in-der-schwangerschaft/

von Folatäquivalenten deutlich unter dem für Erwachsenen (400µg) empfohlenen Zufuhrmenge. Bei einem Mangel besteht die Gefahr eines Neuralrohrdefektes. Das Neuralrohr schließt sich zwischen dem 22. Und 28. Tag, bis dahin sollte ein ausreichender Folsäurespiegel erreicht sein. Daher ist es empfehlenswert spätestens 4 Wochen vor der Empfängnis ein Supplement mit 0,4 mg Folsäure täglich einzunehmen.[23]

Folat kommt in pflanzlichen Lebensmitteln, wie grünes Blattgemüse, Kohlsorten, Hülsenfrüchte, Vollkornprodukte, Tomaten oder Orangen vor.

Frau Müller supplementiert Folsäure schon seit 10 Wochen vor ihrer Schwangerschaft, daher dürfte ihr Bedarf dahingehend gedeckt sein.

4.2.2 Jod

Die Jodversorgung der Bevölkerung in Deutschland hat sich vor allem durch die Verwendung von jodiertem Speisesalz im Großteil der Privathaushalten in den letzten Jahren deutlich verbessert. Dennoch steigt in der Schwangerschaft der Referenzwert für die Jodzufuhr von 200 µg pro Tag auf 230 µg/Tag (DACH – Referenzwerte für die Nährstoffzufuhr 2002). Ab der 12. Schwangerschaftswoche benötigt der Fötus Jod, da er mit der Bildung von Schilddrüsenhormonen beginnt. Bei einem Jodmangel kann es zu einem mangelhaften Wachstum, Fehl- und Todgeburten, sowie zu Störungen der Gehirnentwicklung kommen. Selbst ein leichter Mangel kann bereits zu nicht wiederaufholbaren Intelligenzdefiziten, Störungen der psychomotorischen Leistung oder Hördefekten führen.[24]

Die Hauptsächliche Jodquelle ist Seefisch. Die DGE empfiehlt daher 1-2-mal Fisch pro Woche zu konsumieren. Bereits 150 g Seelachs decken den Tagesbedarf von 230 µg Jod. Zudem wird der Verzehr von jodiertem Speisesalz empfohlen.

Frau Müller verwendet Jodsalz in ihrem Haushalt. Zudem enthält ihr Supplement Jod. Damit dürfte Frau Müller gut versorgt sein, vor allem wenn sie zukünftig ihren Seefischkonsum erhöht.

4.2.3 Eisen

Der Eisenbedarf in der Schwangerschaft ist mit 30 mg täglich um 100% höher als für Nicht-Schwangere (DACH-Referenzwerte für die Nährstoffzufuhr 2002)

---

[23] Lehrskript Gesundheitsberatung in der Schwangerschaft, Kapitel 2, Academy of Sports

[24] Lehrskript Gesundheitsberatung in der Schwangerschaft, Kapitel 2, Academy of Sports

Eisen wird zur Bildung roter Blutkörperchen benötigt. Da sich das Blutvolumen erhöht, entsteht hier ein erhöhter Bedarf, sonst kann es zur Anämie führen, was beim Fötus zu Wachstumseinschränkungen, Frühgeburt oder Todgeburt führen kann.

Schwangere sollen auf eine ausreichende Zufuhr von Eisen mit der Nahrung achten, v.a. durch die Aufnahme von gut resorbierbarem Eisen, z.B. aus Fleischwaren oder Fisch. Weniger gut bioverfügbar ist das Eisen aus pflanzlichen Lebensmitteln, wie Vollkornprodukten oder dunklen Gemüsesorten. Durch die gleichzeitige Zufuhr von Vitamin C-reichen Lebensmitteln kann die Aufnahme gesteigert werden. Zudem sollte eine gleichzeitige Aufnahme mit Komplexbildnern (hemmen Resorption von Eisen) vermieden werden. Hierzu gehören unter anderem: Getreidekleie, Kaffee, Rhabarber, Kakao, Schwarztee und Milch- und Milchprodukte. Eine generelle prophylaktische Eisensubstitution für Schwangere wird nach derzeitigem Kenntnisstand nicht empfohlen, da sie auch nachteilig sein kann. Unter anderem kann Eisen die Resorption von Zink beeinträchtigen, was u.a. zu Wachstumsverzögerungen führen kann.

Laut ihrem Food-Frequency-Fragebogen konsumiert Frau Müller 1-3-mal/Woche Fleisch, Geflügelwurstaufschnitt und Salami, damit liegt sie im Rahmen der Empfehlung 3-4 Portionen mageres Fleisch- oder Fleischerzeugnisse zu essen. Eine Supplementierung sollte nur auf Anraten des Arztes erfolgen.

4.2.4 Calcium

Calcium ist wichtig für den Aufbau von Knochen und Zähne, sowie für zahlreiche Prozesse (z.B. Freisetzung von Neurotransmittern, Herzfunktion, Blutgerinnung) unverzichtbar. Die Resorption aus dem Darm steigt in der Schwangerschaft stark an, nach der 24. SSW verdoppelt sie sich. Ein Kalziummangel geht zu Lasten der Mutter und erhöht deren Risiko später an Osteoporose zu erkranken. Die Kalziumaufnahme sollte täglich 1000 mg betragen. Gute Calciumquellen sind Milch, Joghurt, Käse und calciumreiche Mineralwasser (mind. 150 mg/L)

Im Ernährungsbogen von Frau Müller fällt auf, dass sie nicht täglich Käse und Milch- oder Milchprodukte zu sich nimmt. Ich empfehle Frau Müller dahingehend den Konsum zu erhöhen, um eine spätere Osteoporose vorzubeugen. Schon 2 Scheiben Käse liefern die täglich benötigte Menge.[25]

---

[25] Lehrskript Gesundheitsberatung in der Schwangerschaft, Kapitel 2, Academy of Sports

4.2.5 Vitamin D

Die Vitamin D-Versorgung der werdenden Mutter wirkt sich auf die fetale Vitamin D-Versorgung und kindliche Knochenmineralisierung aus. Vitamin D wird vor allem durch Sonnenbestrahlung in der Haut gebildet, daher ist eine regelmäßige Bewegung im Freien sehr wichtig. Vitamin D ist an verschiedenen Stoffwechselprozessen beteiligt, u.a. bei der Einlagerung von Calcium und Phosphor, es beeinflusst bestimmte Hormondrüsen, das Immunsystem sowie das Wachstum und die Differenzierung bestimmter Zellen. Ein Mangel kann einen negativen Einfluss auf die Knochengesundheit, Gewichtsentwicklung, Atemwegs- und chronischen Erkrankungen haben. Die empfohlene Dosis liegt bei 5 µg/Tag. Gute Quellen sind Lachs, Eier oder Champignons.

Die DGE empfiehlt für Schwangere bei fehlender Vitamin D-Eigensynthese, d.h. in der sonnenarmen Zeit, eine Vitamin D-Supplementierung von 20 µg/Tag.[26]

Frau Müller hält sich wenig im Freien auf. Ich erkläre ihr, dass es in unseren Breitengraden jetzt in den Sommermonaten ausreicht, wenn Gesicht und Arme ohne Lichtschutz etwa 5-10 Minuten täglich der Sonne ausgesetzt werden. Ein Sonnenbrand sollte in jedem Fall vermieden werden. Frau Müller meint, dass sie sich gut vorstellen kann mittags eine Runde raus zu gehen zu einem kleinen Spaziergang.

4.2.6 Vitamin B12

Zusammen mit Folsäure ist Vitamin B12 ein wichtiger Nährstoff zur Bildung der roten Blutkörperchen. Außerdem wird es für die Aminosäuren- und Fettsäurenstoffwechsel benötigt. Ein niedriger Vitamin B12-Spiegel begünstigt zudem eine Insulinresistenz. Die empfohlene Dosis liegt bei 3-5 µg/Tag. Gute Quellen sind Rindfleisch, Käse, Hühnereigelb und Kuhmilch.

Das Supplement von Frau Müller enthält Vitamin B12 und daher sollte sie auch hier gut versorgt sein.

4.2.7 Vitamin A

Der Bedarf an Vitamin A erhöht sich besonders im letzten Schwangerschaftsdrittel. Es wird u.a. benötigt zum Wachstum der Plazenta, zur Ausbildung des Fötus und zur Anlage eines fötalen Vitamin A-Speichers. Liegt ein Mangel vor, kann es zu schweren körperlichen Missbildungen kommen. Allerdings lässt sich der tägliche

---

[26] https://www.dge.de/wissenschaft/referenzwerte/vitamin-d/

Bedarf von 1,1 mg (ab 4. SSM) gut über die tägliche Ernährung decken. Zur Bedarfsdeckung sollten idealerweise pflanzliche Lebensmittel mit viel β-Carotin als Vorstufe des Vitamin A herangezogen werden, da dieses selbst bei hoher Zufuhr keine toxischen Effekte hat. Hierzu eignet sich vor allem gelbes, oranges und grünes Gemüse und Obst (z.B. Möhren, Aprikosen, Brokkoli) am besten in Verbindung mit Fett/Öl zur besseren Aufnahme. Eine Supplementierung mit Vitamin A ist nicht empfehlenswert, da eine Überdosierung teratogene (Missbildung fördernde) Effekte haben kann.

Frau Müller konsumiert täglich β-Carotin-haltige Lebensmittel. In Zukunft will sie darauf achten, dass sie sie mit Fett/Öl kombiniert.

4.3 Ernährungsübersicht und Praxistipps

Zur besseren Übersicht gebe ich Frau Müller den Flyer „Essen und Trinken in der Schwangerschaft".[27]

Darauf befindet sich zur Übersicht eine Ernährungspyramide.

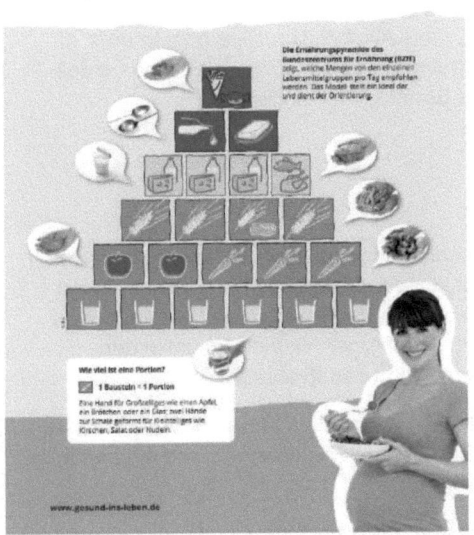

---

[27] https://www.ble-medienservice.de/1764/essen-und-trinken-in-der-schwangerschaft-das-beste-fuer-mich-und-mein-baby

Ich erkläre Frau Müller, dass sie ihre Lebensmittel möglichst frisch verwenden soll. Obst und Gemüse sollen gründlich gewaschen werden und nicht so lange im Wasser liegen gelassen werden. Zudem soll es vor! dem Zerkleinern gewaschen werden.

Gemüse möglichst nur in wenig Wasser garen, welches man dann noch weiter z.B. für Soßen verwenden kann (Achtung: nicht bei Bohnen!) Zubereitete Speisen sollte man nicht warmhalten, sondern lieber abkühlen lassen, kaltstellen und später wieder kurz erwärmen.

Außerdem ist es wichtig auf eine ausreichende Flüssigkeitszufuhr zu achten. Hierfür eignen sich am besten Wasser, Kräuter oder Früchtetee und Fruchtschorlen. Besonders bei körperlicher Aktivität ist der Flüssigkeitsbedarf anzupassen.

Frau Müller sagt, dass es ihr schwer fällt regelmäßig ausreichend zu trinken. Sie vergisst es und versucht dann am Abend auszugleichen, was dazu führt, dass sie nachts häufig auf die Toilette muss. Ich empfehle ihr, sich eine 1-1,5 L Flasche zu besorgen und diese mit Strichen in Zeiten aufzuteilen und so zu markieren. So hat Frau Müller auch tagsüber eine gute Übersicht über ihre Trinkmenge.

4.4 Zu vermeidende Substanzen

Obwohl den meisten bekannt sein dürfte, dass Alkohol, Rauchen oder andere Substanzen in der Schwangerschaft kontraindiziert sind, sollten sie aufgrund des erheblichen Schädigungspotentials in die Beratung mit einfließen.[28]

4.4.1 Alkohol

Eine für den Fötus sichere, risikolose Alkoholmenge oder ein Zeitfenster in der Schwangerschaft, in dem Alkoholkonsum keine Risiken birgt, kann nicht definiert werden. Alkoholkonsum der Mutter ist Hauptursache für eine Verzögerung der geistigen Entwicklung bei Kindern. Selbst ein mäßiger Alkoholkonsum in der Schwangerschaft kann Veränderungen im Gehirn des Kindes hervorrufen.

Frau Müller hat auch schon vor ihrer Schwangerschaft nur selten Alkohol getrunken. Sie erzählt mir, dass sie letztens auf einer Party bei Freunden war und die hätten ihr gesagt: „Ein Glas Wein ist kein Glas Wein."

Ich erkläre Frau Müller, dass ihr Baby mit ihrem Kreislauf verbunden ist, sodass es alle Schadstoffe aufnimmt und verarbeitet. Das Baby kann den Alkohol nicht so

---

[28] Lehrskript Gesundheitsberatung in der Schwangerschaft, Kapitel 3, Academy of Sports

schnell abbauen, da die Leber noch nicht ausgereift ist. Der Giftstoff hat so länger Zeit seine schädigende Wirkung zu entfalten.[29]

4.4.2 Rauchen

„Mütterliches Rauchen bewirkt eine Vielzahl schädigender Einflüsse auf den Embryo und nimmt Einfluss auf den Schwangerschaftsverlauf und die Entwicklung des Neugeborenen."[30]

Frau Müller raucht nicht. Ich rate ihr, sich auch nicht in Räumen aufzuhalten, in den geraucht wird.

4.4.3 Koffein

„In Studien wurde eine dosisabhängige Assoziation zwischen Koffeinaufnahme in der Schwangerschaft und dem Risiko für fetale Wachstumsverzögerung und negative Effekte auf das Geburtsgewicht beobachtet. Die EFSA (European Food Safety Authorits) gibt für die Zeit der Schwangerschaft eine sichere Koffeindosis von 200 mg/Tag an.[31]

Koffein stimuliert das zentrale Nervensystem, erweitert die Herzkranzgefäße, wirkt harntreibend und hat ab einer gewissen Dosis auch toxische Wirkungen. Mögliche Folgen einer Überdosis in der Schwangerschaft können Fehlgeburt, Wachstumsstörungen, geringes Geburtsgewicht und ein erhöhtes Risiko für Hirntumore des Kindes sein.

Getränke	Koffeingehalt
200 ml Filterkaffe	ca. 90 mg
200 ml schwarzer Tee	ca. 45 mg
200 ml grüner Tee	ca. 30 mg
250 ml Cola	ca. 25 mg

---

[29] https://www.helios-gesundheit.de/magazin/schwangerschaft/news/fuenf-schwangerschaftsmythen-auf-dem-pruefstand/

[30] Lehrskript Gesundheitsberatung in der Schwangerschaft, Kapitel 3, Academy of Sports

[31] https://www.gesund-ins-leben.de/fuer-fachkreises/familien-vor-und-in-der-schwangerschaft/handlungsempfehlungen/alkohol-rauchen-koffein-medikamente/koffeinhaltige-getraenke-in-der-schwangerschaft/

200 ml Kakao	ca. 8 bis 35 mg

Abbildung 17: Durchschnittlicher Koffeingehalt von Getränken (nach EFSA 2015)

Frau Müller ist leidenschaftliche Kaffeetrinkerin und kann nur schwer darauf verzichten. Ich fragte sie, was sie sich denn als Alternative vorstellen könnte. Frau Müller meint, dass sie versuchen möchte auf koffeinfreien Kaffee umzusteigen.

4.4.4 Medikamente

Arzneimittel - ob verschreibungspflichtig oder nicht – können sich auf das Ungeborene auswirken. Daher sollten Schwangere Arzneimittel nur nach ärztlicher Rücksprache einnehmen oder auch absetzen.

4.4.5 Vitamin A

Zu den zu vermeidenden Substanzen sollte auch Vitamin A aufgeführt werden, weil es schnell in giftigen Mengen aufgenommen werden kann. Eine Überdosis Vitamin A kann den Fötus schädigen und im schlimmsten Fall zu Fehlbildungen führen, wie z.B. Lippen-Kiefer-Gaumenspalten und Herzklappenfehlern. Daher sollten Schwangere im ersten Drittel ihrer Schwangerschaft keine Leber essen.

4.5 Bewegung in der Schwangerschaft

Metaanalysen verschiedener Studien weisen darauf hin: „dass körperliche Aktivität mit moderater Intensität in der Schwangerschaft für die Schwangere und das Kind nicht nur sicher ist, sondern es kommt zu einer Vielzahl positiver Effekte."[32]

Dazu gehören ein verbessertes psychosoziales Wohlbefinden und ein verringertes Risiko für Frühgeburt, Kaiserschnitt, Schwangerschaftsdiabetes und übermäßige Gewichtszunahme. Es wird ein Bewegungsausmaß von 30 Min körperlicher Aktivität an mindestens 5 Tagen pro Woche in einer moderaten Intensität (Talk-Test) empfohlen. Talk-Test heißt, dass eine Unterhaltung während des Sporttreibens noch möglich ist. Das Ziel von 10.000 Schritten am Tag kann als Orientierung für die Umfänge der Alltagsaktivität zählen z.B. zügiges Gehen oder Treppensteigen. Zusätzlich sollten Schwangere Aktivitäten ausüben, die die großen Muskelgruppen beansprucht, wie z.B. (Nordic-)Walking, Schwimmen, Aquafitness oder Schwangerschaftsyoga. Als ungeeignet gelten Sportarten mit hohem Sturz- und Verletzungsrisiko, wie z.B. Mannschafts-, Kontakt- und Kampfsportarten. Neue

---

[32] https://www.thieme-connect.de/products/ejournals/pdf/10.1055/a-0713-1058.pdf?articleLaguage=de

Sportarten mit unbekannten Bewegungsabläufen sollten Schwangere nicht anfangen. Bereits sportlich aktive Frauen können ihre bisherigen sportlichen Tätigkeiten in einer komplikationslosen Schwangerschaft i.d.R. fortführen.

Frau Müller hat zunächst Bedenken, dass Sport ihrem Baby schaden könnte, da sie sich selbst für sehr unsportlich hält. Ich erkläre ihr die Vorteile, die aktive Schwangere haben. Beim Sport werden Endorphine produziert, was die Stimmung hebt und so Stimmungsschwankungen entgegenwirkt. Viele sportlich aktive Schwangere empfinden die Geburt als weniger schmerzhaft und die Erholungszeit nach der Geburt scheint sich zu verkürzen. Der Bluttransport zum Herzen wird durch die Arbeit der Muskeln erhöht und somit erhöht sich auch die Sauerstoffaufnahme. Dieses kann das Risiko für Thrombosen und Varizen (Krampfadern) verringern. Durch die Bewegung wird ebenso das Kind bewegt, was zur Verbesserung seiner Sinnesorgane und insbesondere seines Gleichgewichtssinn führt. Da bei Frau Müller keine Risikofaktoren vorliegen, wie z.B. vorangegangene Fehlgeburten, auftretende Blutungen, hoher Blutdruck etc. empfehle ich ihr, sich über eine mögliche sportliche Betätigung Gedanken zu machen. Zur Übersicht gebe ich ihr die Broschüre „Fit durch die Schwangerschaft" vom Bundeszentrum für Ernährung mit.[33]

4.6 Zusammenfassung der Ziele

Frau Müller fasst die Ziele und deren mögliche Umsetzung, die sie sich aus der Beratung setzen möchte, mit mir zusammen.

Ziele	Umsetzung
1. Fischkonsum erhöhen	1-2-mal die Woche Fisch zubereiten und neue Zubereitungsvarianten ausprobieren
2. Konsum von Milch- und Milchprodukten erhöhen	- Frischkäse oder Quark als Grundbelag für Brote/Brötchen verwenden - Käse oder Joghurts als Zwischenmahlzeit nutzen
3. Aufenthalt im Freien erhöhen	- Nach dem Mittagessen einen kleinen Spaziergang machen
4. Gemüse besser kombinieren zur besseren Aufnahme von Beta-Carotin	Beta-Carotin-haltiges Gemüse mit Fett/Öl zubereiten oder konsumieren, wie z.B. Karottensalat mit etwas Öl oder

---

[33] https://www.ble-medienservice.de/0348/fit-durch-die-schwangerschaft

	Nüssen zubereiten
5. Trinkmenge erhöhen	Trinkflasche mit Skala verwenden, um die Trinkmenge besser kontrollieren zu können
6. Koffeinzufuhr reduzieren	Als Alternative koffeinfreien Kaffee verwenden
7. körperliche Aktivität erhöhen	- Alltagsaktivität erhöhen, wie z. B. Treppe statt Fahrstuhl, kleine Umwege laufen, bei der Hausarbeit tanzen etc. - eine passende Sportart finden (Informationen über Aquafit-Kurse und Schwangerschaftsyoga einholen)

Abbildung 18: Übersicht Zielsetzungen von Frau Müller

Ich frage Frau Müller, welche 3 Teilziele für sie am leichtesten umzusetzen wären. Damit soll sie beginnen. Frau Müller entscheidet sich für die Punkte:

- 2) Milchprodukte erhöhen

- 3) Aufenthalt im Freien

- 5) Trinkmenge erhöhen

Ich gebe Frau Müller noch einen Handzettel zum Aufkleben in den Mutterpass mit. Darauf sind noch einmal alle wichtigen Punkte für die Schwangerschaft zusammengefasst.

Anmerkung der Redaktion:
Diese Abbildung wurde aus urheberrechtlichen Gründen entfernt.

5. Kontrollgespräch

Frau Müller kommt fröhlich in meine Praxis. Auf die Frage, wie es ihr geht, strahlt sie und sagt, dass sie sich sehr wohl fühlt. Sie ist jetzt in der 17. SSW und wiegt 62,5 kg. Damit ist sie, was die Gewichtszunahme angeht in einem guten Bereich. Sie hat zurzeit keinerlei Beschwerden. Sie ist schon sehr gespannt, welches Geschlecht ihr Baby hat und erzählt mir, dass ihre Mutter meint, dass es ein Junge wird, da ihr so häufig übel war und sie jetzt so schön aussieht und so eine reine rosige Haut hat. Ich erkläre Frau Müller, dass es zwischen dem Geschlecht und dem äußeren Erscheinungsbild der Mutter keinerlei wissenschaftlich belegten Zusammenhang gibt und es sich hierbei um sogenannte Schwangerschaftsmythen handelt. Ebenso wie die Behauptung, wenn man Sodbrennen hat, dann bekommt das Kind viele Haare oder jedes Kind kostet einen Zahn. Solange sie auf ihre Zähne achtet, stimmt das nicht. Durch die Hormonumstellung lockert sich das Zahnfleisch und wird besser durchblutet, was zu Zahnfleischblutungen führen kann. Man sollte seine Zähne regelmäßig beim Zahnarzt kontrollieren lassen. Mütter mit unbehandelter Karies geben Kariesbakterien an ihr Kind weiter (durch Küssen, Ablecken von Löffeln, Nuckeln etc.), wodurch sich das Kariesrisiko des Kindes erhöht.[35]

Frau Müller meint, dass es beim Zähneputzen immer wieder vorkommt, dass ihr Zahnfleisch etwas blutet. Ich empfehle ihr für die Zeit eine weiche Zahnbürste zu verwenden.

Stolz erzählt sie mir, dass sie die Ziele, die sie sich gesetzt hat, umsetzen konnte. Jeden Mittag geht sie eine kleine Runde spazieren. Sie zeigt mir ihre Trinkflasche, die sie nun immer dabeihat. Ebenso hat sie die Art der Zubereitung ihrer Speisen verändern können. Sie achtet bereits jetzt schon darauf, dass sie gelbes, oranges und grünes Gemüse mit Fett kombiniert. Ebenso konnte sie ihren Konsum von Milchprodukten auf täglich 3 Portionen erhöhen. Außerdem hat sie angefangen mit Fisch zu experimentieren und findet ihn gebraten oder gedünstet mit Gemüse sehr lecker. In Zukunft will sie schauen, dass sie auf die 1-2 Portionen pro Woche aus ihrer Zielsetzung kommt.

Als nächstes möchte sich Frau Müller vornehmen nur noch koffeinfreien Kaffee zu trinken, auch wenn eine Tasse Kaffee okay wäre. Außerdem will sie in 2 Tagen einen Schwangerschaftsyoga-Kurs starten.

---

[34] https://www.ble-medienservice.de/3330/mama-das-wuensch-ich-mir-von-dir-mutterpass-aufkleber?c=165.

[35] https://www.spiegel.de/gesundheit/schwangerschaft/schwangerschaft-mutter-kann-karies-ans-kind-weitergeben-a-1001697.html

Ich sage Frau Müller, dass ich es toll finde, wie motiviert sie alles angeht und umsetzt. Wir vereinbaren einen weiteren Termin in 4 Wochen.

6. Finales Gespräch

Frau Müller befindet sich jetzt in der 21. SSW und ihr Gewicht liegt jetzt bei 64,5 kg und damit weiterhin in einem guten Rahmen. Es ist nun schon deutlich ein kleines Bäuchlein zu erkennen. Frau Müller erzählt mir, dass sie teilweise unter Sodbrennen leidet. Ich empfehle ihr, kleine Mahlzeiten zu essen und gründlich zu kauen. Außerdem können Haferflocken, Vollkorntoast, Mandeln (gründlich gekaut) die Magensäure neutralisieren. Vor dem Schlafengehen sollte sie nichts mehr essen und evtl. kann es helfen mit erhöhtem Kopfende zu schlafen.

Ansonsten geht es Frau Müller gut. Sie fühlt sich viel fitter als zu Beginn ihrer Schwangerschaft und bedankt sich für die wertvolle Unterstützung und den nützlichen Ratschlägen. Sie freut sich, dass sie alle ihre gesetzten Ziele erreichen konnte und will sie auch weiterhin umsetzen.

Ich sage ihr, dass sie sich jederzeit bei Problemen oder mit Fragen an mich wenden darf und biete ihr an, dass wir gerne in 4 Wochen noch einen weiteren Beratungstermin vereinbaren können oder sie sich melden kann, sobald sie Unterstützung benötigt. Frau Müller vereinbart mit mir einen Termin in 4 Wochen.

7. Anschließende Beratung

Frau Müller befindet sich nun in der 25. SSW. Ihr Gewicht ist auf 67 kg angestiegen. Damit liegt Frau Müller weiterhin im Normbereich. Ihr Bauch ist nun schon deutlich gewachsen. Sie klagt, dass sie immer wieder Rückenschmerzen hat. Ich erkläre ihr, dass die Schwangerschaftshormone das Gewebe von Sehnen und Bändern lockert und es zusätzlicher Muskelkraft bedarf, um das auszugleichen. Sie soll versuchen langes Sitzen oder Stehen zu vermeiden und zwischendurch immer wieder kurze Bewegungseinheiten einlegen. Schon leichte kreisende Bewegungen mit dem Becken können hilfreich sein. Auch Schwimmen könnte förderlich sein. Ebenso könnten Massagen mit Arnika Öl helfen, sowie Wärmflaschen oder Kirschkernkissen.

Außerdem sagt Frau Müller, dass in letzter Zeit immer wieder ihre Füße und Finger anschwellen. Auch hier kann Sport im Wasser z.B. Wassergymnastik hilfreich sein. Sport im Wasser erhöht die Harnausscheidung und Natrium wird dadurch nicht zurückgehalten, was prophylaktisch gegen Ödeme wirkt. Außerdem werden Wirbelsäule und Gelenke im Wasser entlastet, was auch Rückenschmerzen reduzieren kann. Ich rate Frau Müller in der Pause die Füße immer mal wieder hochzulegen, um die Beine zu entlasten, dass Blut und Flüssigkeiten wieder nach oben fließen können.[36] Frau Müller beschließt jetzt regelmäßig 1-mal pro Woche ins Schwimmbad zu gehen und will sich dort über Wassergymnastikkurse informieren.

Ich frage Frau Müller, ob sie noch ein weiteres Anliegen hat. Sie sagt, sie hätte keine weiteren Fragen und bedankt sich bei mir für die tolle Unterstützung. Ich sage Frau Müller, dass sie sich bei Fragen und Problemen an mich wenden kann und ich wünsche ihr alles Gute für den weiteren Verlauf ihrer Schwangerschaft und die Geburt.

8. Fazit

In einer Schwangerschaft ist es besonders wichtig, sich ausgewogen zu ernähren, um dem Fötus einen guten Start ins Leben zu ermöglich. Dabei gilt nicht unbedingt mehr, aber besser zu essen. Der Körper braucht jetzt mehr Vitamine und Mineralstoffe als sonst. Daher ist es besonders wichtig vitamin- und mineralstoffreiche Lebensmittel auszuwählen. Durch eine geeignete Lebensmittelauswahl kann - mit Ausnahme von Folat und Jod - der Mehrbedarf an Vitaminen und Mineralstoffen gedeckt werden. Die Einnahme von Supplementen, kann eine ausgewogene Ernährungsweise nicht ersetzen. Außerdem sollte die Energieversorgung angepasst werden, wobei erst in den letzten Monaten der Schwangerschaft mehr Kalorien benötigt werden. Entgegen der früher herrschenden Meinung ist körperliche Aktivität – sofern keine Kontraindikationen vorliegen – in der Schwangerschaft sehr empfehlenswert, denn regelmäßige körperliche Bewegung vor und während der Schwangerschaft wirken sich nicht nur kurzfristig positiv auf den Schwangerschaftsverlauf aus, sondern haben auch langfristig positive Auswirkungen auf die Gesundheit und das Wohlbefinden von Mutter und Kind. Zudem sind einige Verhaltensmaßnahmen in der Schwangerschaft von besonderer Bedeutung, um u.a. Infektionen mit Listeriose- und Toxoplasmoseerregern zu vermeiden. Laut Robert Koch-Institut werden pro Jahr ca. 20 bis 40 Fälle von Neugeborenen-Listeriose und ca. 5 bis 40 Fälle von Toxoplasmose bei Neugeborenen gemeldet. Von einer Dunkelziffer ist bei beiden Infektionen auszugehen (www.rki.de). Die Erreger von Listeriose und Toxoplasmose können während der Schwangerschaft auf die Plazenta und das ungeborene Kind übergehen und zu schweren Erkrankungen und auch zu Früh- und Totgeburten führen.

Eine frühzeitige Aufklärung und Maßnahmenergreifung in und vor der Schwangerschaft kann maßgebend für die günstige spätere Entwicklung des Kindes sein. Vielleicht lässt sich auf diese Weise das zunehmende Übergewicht in unserer Gesellschaft und die daraus resultierenden Folgeerkrankungen zukünftig eindämmen.

---

[36] https://www.kinderinfo.de/schwangerschaft/schwangerschaftsbeschwerden/wassereinlagerungen/

9. Abbildungsverzeichnis

10. Literaturverzeichnis

Lehrskripte:

Lehrskript: Gesundheitsberatung in der Schwangerschaft, Academy of Sports

Lehrskript: Grundlagen der Ernährung, Academy of Sports

Ferrari N, Graf C, Bewegungsempfehlungen für Frauen während und nach der Schwangerschaft, Gesundheitswesen 2017;79: S. 36-39

Internet:

Bundesanstalt für Landwirtschaft und Ernährung

https://www.ble-medienservice.de/1764/essen-und-trinken-in-der-schwangerschaft-das-beste-fuer-mich-und-mein-baby (letzter Zugriff: 24.05.2022)

DGE – Deutsche Gesellschaft für Ernährung

https://www.dge.de/uploads/media/DGE-Pressemeldung-aktuell-01-2009_Praevention-beginnt-bereits-im-Mutterleib.pdf (letzter Zugriff: 23.05.2022)

Diabeteszentrum Lüneburger Heide

https://www.dz-lh.de/schwangerschaftsdiabetes.html (letzter Zugriff: 25.05.2022)

Gymondo

https://www.gymondo.com/magazin/de/gesund-abnehmen/kalorienverbrauch-berechnen-harris-benedict-formel (letzter Zugriff: 19.05.2022)

Helios Gesundheit

https://www.helios-gesundheit.de/magazin/schwangerschaft/news/fuenf-schwangerschaftsmythen-auf-dem-pruefstand/ (letzter Zugriff: 24.05.2022)

Hipp

https://www.hipp.de/schwanger/ratgeber/gewicht-und-gewichtszunahme-in-der-schwangerschaft/#schwangerschaft-gewichtskurve (letzter Zugriff: 08.05.2022)

KINDERINFO

https://www.kinderinfo.de/schwangerschaft/schwangerschaftsbeschwerden/wasserei nlagerungen/ (letzter Zugriff: 25.05.2022)

Nährwertrechner

https://www.naehrwertrechner.de/naehrwerttabelle/ (letzter Zugriff: 18.05.2022)

Netzwerk Gesund ins Leben

https://www.gesund-ins-leben.de/fuer-fachkreise/familien-vor-und-in-der-schwangerschaft/nachgefragt/sind-supplemente-mit-omega-3-fettsaeuren-in-der-schwangerschaft-notwendig/ (letzter Zugriff: 23.05.2022)

Richtigessen von Anfang an!

https://www.richtigessenvonanfangan.at/download/0/0/b5af47c77b1a9dc972370ab6184c63d4bfd21aec/fileadmin/Redakteure_REVAN/user_upload/2020-04-14_Empfehlungen_zur_Vermeidung_von_LM-Infektionen_in_der_Schwangerschaft_FINAL.pdf (letzter Zugriff: 23.05.2022)

Spiegel

https://www.spiegel.de/gesundheit/schwangerschaft/schwangerschaft-mutter-kann-karies-ans-kind-weitergeben-a-1001697.html (letzter Zugriff: 25.05.2022)

Thieme Connect

https://www.thieme-connect.de/products/ejournals/pdf/10.1055/a-0713-1058.pdf?articlelanguage=de,S.1267 (letzter Zugriff: 16.05.2022)

11. Anhang

Anamnese

Name: S. Müller

Adresse: XXX

Telefon: XXX

E-Mail: XXX

Geburtstag: XXX

Kontakt
Partner/in/Bezugsperson:

N. Müller

Handy: XXX

Größe: 1,72 m

Gewicht vor der SS: 59 kg

Gewicht aktuell: 60,5 kg

Entbindungstermin: 05.09.2022

Anzahl bisheriger Schwangerschaften: 0

Anzahl Geburten: 0

Gab es Schwangerschaftskomplikationen?	Ja		Nein	X

(wie Bluthochdruck, Diabetes, Infektionen etc.) Welche?

Nehmen sie regelmäßig Medikamente ein?	Ja	X	Nein	

Welche? Femibion2 seit 1 Woche,

vorher Femibion1

Leiden Sie an einer chronischen Erkrankung?	Ja		Nein	X

(wie Diabetes, Bluthochdruck, Nervenleiden, Welche?

Schilddrüsenfehlfunktion, Gerinnungsstörung etc.)

Gibt es Erbkrankheiten in der eigenen Familie	Ja		Nein	X

oder der des Partners?

Haben sie Allergien/Unverträglichkeiten?	Ja		Nein	X

Welche?

Rauchen Sie?	Ja		Nein	X

Menge:

Trinken Sie Alkohol?	Ja		Nein	X
	Ja		Nein	X

Nehmen Sie Drogen?

Sind Sie berufstätig/studieren Sie?

Ja	X	Nein

Was? Bürokauffrau Autohaus

Wie Körperlich belastet fühlen Sie sich?

normal, im Moment nur noch wenig Übelkeit

Wie psychisch belastet fühlen Sie sich?

Etwas müde und unkonzentriert

Treiben sie regelmäßig Sport?

Ja		Nein	X

Welchen?

Haben sie Beschwerden in der jetzigen Schwangerschaft? Welche?

Anfangs starke Übelkeit, wird jetzt besser. Nur noch leicht am Morgen.

Selbsteinschätzung

Glauben Sie, dass Sie sich gesund ernähren?

Ich denke, dass ich mich gut ernähre, bin mir aber unsicher, was die Nährstoffe für mein Baby angeht.

Haben Sie eine spezielle Ernährungsform (wie vegetarisch, vegan etc.)?

Nein

Verwenden Sie beim Kochen Jodsalz?

Ja	X	Nein

Wie oft essen Sie Seefisch?

1-2/ Woche	
1-2/ Monat	x
selten/ nie	

Grund der Ernährungsberatung?

Informationen über eine optimale Ernährung und Verhaltensweisen in meiner Schwangerschaft zu bekommen.

Food-Frequency-Fragebogen

Wie häufig essen und trinken Sie folgende Lebensmittel?

Lebensmittel-Gruppe	Lebensmittel	täglich	fast täglich	3-4 x pro Woche	1-3 x pro Woche	Selten oder nie
Fleisch, Wurst	Fleisch/Geflügel				x	
	Innereien (Leber etc.)					x
	Bratenaufschnitt					x
	Geflügelwurstaufschnitt				x	
	Brühwurst, Brühwürstchen					x
	Salami, Dauerwurst				x	
	Streichwurst, Teewurst					x
Fisch	Seefisch, mager, z.B. Seelachsfilet					x
	Seefisch, fettreich, z.B. Hering, Lachs, Makrele					x
	Sushi, Sashimi					x
	Meeresfrüchte					x
Eier	Frühstücksei					x
	Spiegelei, Rührei etc.				x	
Fette und Öle	Rapsöl, Olivenöl	x				
	Maiskeim-, Sonnenblumen- oder Sojaöl				x	
	Sonstige Pflanzenöle				x	
	Pflanzenmagarine					x
	Butter			x		
	Schmalz					x
	Kokosfett, Palmkernfett					x
Süßes und fette Snacks	Vollkornkekse/Obstkuchen				x	
	Kuchen/Torte/Kekse					x
	Schokolade/-nriegel				x	
	Weingummi, Lakritz u. ä.					x
	Eis/Pudding				x	
	Nuss-Nougatcremes					x
	Honig/Dicksäfte			x		
	Marmelade				x	
	Chips/salzige Nüsse/Knabbergebäck				x	
Kräuter u. Salz	Kräuter (Petersilie, Dill etc.)		x			

	Jodsalz	x				
	Jodsalz + Folsäure + Fluorid					x
	Meersalz					x
	Sonstiges	x				
Getränke	Mineralwasser	x				
	Kräuter/Früchtetee	x				
	Fruchtsaftschorle	x				
	Fruchtsaft					x
	Kaffee/schwarzer oder grüner Tee				x	
	Limonade/Colagetränke					x
	Bier/Wein/Sekt					x
	Spirituosen					x
Brot, Getreide und Beilagen	Vollkornbrot/-brötchen	x				
	Müsli/Getreideflocken		x			
	Frühstückscerealien					x
	Mischbrot/Mehrkornbrot				x	
	Mehrkorn-, Sesambrötchen etc.					x
	Weißbrot/Brötchen				x	
	Naturreis/Vollkornnudeln				x	
	Reis hell/Nudeln hell					x
	Pellkartoffeln/Salzkartoffeln			x		
	Pommes frites/Bratkartoffeln					x
Gemüse und Obst	Gemüse frisch oder tiefgekühlt (gegart)	x				
	Hülsenfrüchte	x				
	Gemüsekonserven				x	
	Blattsalat/Rohkost	x				
	Salat mit Mayonnaise- oder Sahnesoße					x
	Obst frisch oder tiefgekühlt	x				
	Obstkonserven					x
Milch und Milchprodukte	Fettarme Milch 1,5%Fett, Buttermilch				x	
	Vollmilch 3,5%Fett					x
	Fettarmer Joghurt 1,5%Fett					
	Joghurt >1,5%Fett			x		
	Magerquark				x	
	Quark ab 10%Fett					
	Käse ≤30%Fett i.Tr.					x
	Käse >30%Fett i. Tr.		x			
	Sahne, Creme fráiche			x		

BEI GRIN MACHT SICH IHR WISSEN BEZAHLT

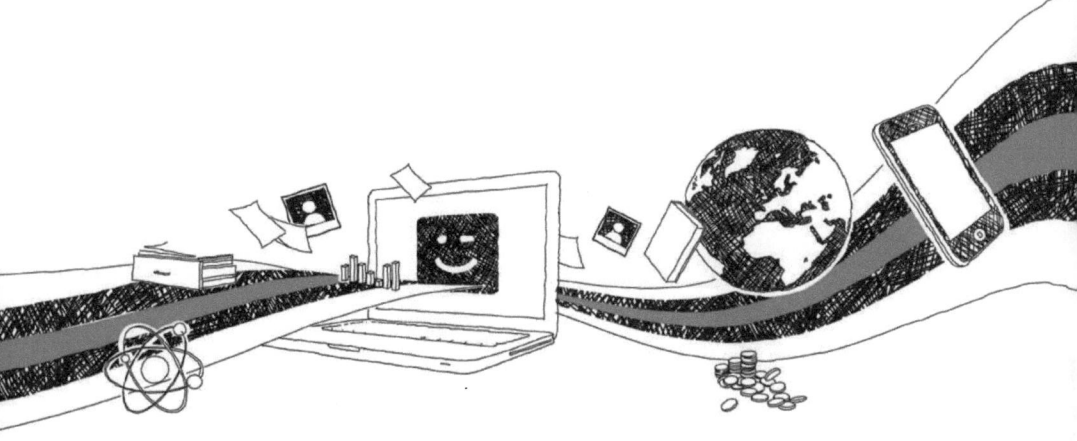

- Wir veröffentlichen Ihre Hausarbeit,
  Bachelor- und Masterarbeit

- Ihr eigenes eBook und Buch -
  weltweit in allen wichtigen Shops

- Verdienen Sie an jedem Verkauf

**Jetzt bei www.GRIN.com hochladen
und kostenlos publizieren**

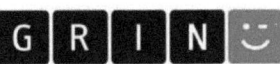